khalil Bouassida
Hassen moalla

Estado de saúde oral das crianças nas zonas rurais

khalil Bouassida
Hassen moalla

Estado de saúde oral das crianças nas zonas rurais

ScienciaScripts

Imprint

Any brand names and product names mentioned in this book are subject to trademark, brand or patent protection and are trademarks or registered trademarks of their respective holders. The use of brand names, product names, common names, trade names, product descriptions etc. even without a particular marking in this work is in no way to be construed to mean that such names may be regarded as unrestricted in respect of trademark and brand protection legislation and could thus be used by anyone.

Cover image: www.ingimage.com

This book is a translation from the original published under ISBN 978-620-6-69513-4.

Publisher:
Sciencia Scripts
is a trademark of
Dodo Books Indian Ocean Ltd. and OmniScriptum S.R.L publishing group

120 High Road, East Finchley, London, N2 9ED, United Kingdom
Str. Armeneasca 28/1, office 1, Chisinau MD-2012, Republic of Moldova, Europe
Printed at: see last page
ISBN: 978-620-7-30301-4

Copyright © khalil Bouassida, Hassen moalla
Copyright © 2024 Dodo Books Indian Ocean Ltd. and OmniScriptum S.R.L publishing group

INTRODUÇÃO

Introdução

As doenças orais são atualmente um problema de saúde pública que afecta todas as camadas da população, em diferentes graus. O seu impacto na saúde geral e na qualidade de vida, bem como a sua distribuição muito desigual na população, fazem delas uma questão de saúde pública por direito próprio. Para tomar medidas preventivas ou melhorar os cuidados prestados, é necessário conhecer a distribuição destas doenças. O método de base publicado regularmente pela OMS (1) para determinar o estado de saúde oral permite estabelecer comparações entre regiões e países, desde que o método estatístico adotado seja validado e adequado.

O objetivo deste trabalho é apresentar, através de um estudo transversal, uma abordagem para investigar o estado da saúde oral numa população de jovens de uma delegação no centro da Tunísia.

MATERIAIS E MÉTODOS

Materiais e métodos

Tipo e âmbito do estudo:

Trata-se de um estudo descritivo transversal efectuado em "Cebala", uma delegação da província de Sidi Bouzid (Tunísia). Esta delegação é composta por 5 localidades: Ayoun, Mgilla, Essod, Amra e Cebalat ouled Askar.

População do estudo:

A população-alvo do inquérito era constituída por todos os jovens com menos de 20 anos que vivem em "Cebala".

Técnica de amostragem: Foi adoptada para este estudo a técnica de amostragem estratificada por grupos. As zonas urbanas e rurais constituíram os dois grupos de amostragem.

A idade foi a variável de estratificação utilizada para

subdividir a população em três estratos: 6 anos, 12 anos e 15 anos. De acordo com as recomendações da OMS (1), foram examinadas 195 crianças por agrupamento e 130 por estrato. O tamanho da amostra foi limitado a 390 indivíduos, uma vez que o número de crianças urbanas de 6 anos era exatamente 65, de acordo com o município. Este número foi verificado durante a campanha de vacinação obrigatória aos 6 anos de idade.

Recolha de dados:

Os dados clínicos foram recolhidos ao longo de 5 meses: de janeiro de 2019 a maio de 2019, e envolveram jovens que consultaram o centro de saúde básico "Cebala" e até os adultos que os acompanhavam e que cumpriam os critérios do inquérito. Para as crianças de 6 anos das zonas urbanas, o inquérito hospitalar permitiu o preenchimento de 53 formulários. Para os restantes 12 formulários, o entrevistador deslocou-se para examinar as crianças nos seus lugares. Foi obtido o acordo prévio das autoridades sanitárias para a realização do inquérito. Foi igualmente obtido o consentimento informado dos pais para a participação dos seus filhos no inquérito. A informação foi recolhida por um único entrevistador, utilizando o formulário de avaliação da saúde oral da OMS (1) para crianças. Para a investigação clínica, foi utilizado um tabuleiro de exame com um espelho, uma sonda n.º 6, uma sonda periodontal e precintas.

Processamento de dados :

Os dados foram introduzidos e processados utilizando o software "Statistical package for social science (IBM SPSS®20)". As variáveis dependentes foram comparadas através do teste do Qui-Quadrado de Pearson. Os intervalos de confiança foram calculados com um risco de 5%.

RESULTADOS

Resultados:

A população total de "Cebala" era de 20382 habitantes, de acordo com o censo de 2014 (2). A população com menos de 20 anos representava 38,39%. A área urbana de "Cebala" é constituída por 7824 habitantes (2). A amostra do estudo é composta por 188 raparigas e 202 rapazes. As crianças que frequentavam a escola representavam 95%. A distribuição da população de acordo com a posse e utilização de escovas de dentes é apresentada na Figura 1.

O sangramento gengival foi detectado em 29,5% da amostra (115 pacientes). A distribuição da população examinada de acordo com o consumo diário de alimentos cariogénicos é apresentada na Tabela I.

A prevalência geral de cáries dentárias foi de 38,9%. O índice CAO global foi de 2,5. Este aumentou com a idade (Figura 2).

Os índices de cárie CAD e os componentes C (dente cariado), A (dente perdido) e O (dente obturado) são apresentados na Tabela II.

O teste Chi Two revelou três factores para os quais a dependência foi significativa: traumatismo dentário, sexo e úlceras na boca.

A prevalência de traumatismo dentário foi de 21,5%. Esta variou significativamente com a frequência escolar e com o dente causal ($p < .05\%$). As crianças que não frequentam a escola não sofreram traumatismo dentário. O traumatismo dentário envolveu os dentes permanentes superiores em 75% dos casos. Metade da população estudada (51%) que sofreu traumatismo dentário encontrava-se no primeiro grupo etário (6 anos).

No que diz respeito à variável sexo, a ausência de ambas as laterais foi constatada em 76,6% das raparigas. A necessidade de cuidados interceptivos foi reivindicada por 80,1% da população feminina. O sangramento gengival esteve presente em mais três rapazes do que raparigas. A não posse de escova de dentes afectou principalmente os rapazes de 15 anos (70%).

A população "Amra" foi significativamente mais afetada por úlceras na boca (p<.05%). As úlceras bucais foram mais frequentes aos 15 anos de idade (p<.05%).

DISCUSSÃO

Discussão

Este estudo é uma primeira abordagem para explorar o estado da saúde oral em "Cebala". Relativamente ao formulário de inquérito recomendado pela OMS, há que referir uma limitação metodológica. Esta diz respeito ao diagnóstico da cárie dentária, que se baseia unicamente na sondagem. A utilização do laser ou da transiluminação poderia ter revelado a existência de outras cáries não detectadas pelo investigador (3,4).

Os dados foram recolhidos por um único profissional, o que reforça a validade da informação e elimina qualquer viés de medição relacionado com os entrevistadores. A amostragem estratificada por conglomerados é um método de amostragem em várias fases que nos deu uma amostra mais concentrada do que a amostragem por conglomerados e nos permitiu controlar a dimensão da amostra.

em especial por estratificação.

O inquérito revelou um índice CAO de 2,5 e um índice de 12 anos de 2,05, o que é relativamente baixo de acordo com a classificação da OMS (5). Este índice reflecte a moderação dos danos causados pela cárie na população estudada. O índice CAO aumenta com a idade; é quatro vezes mais elevado aos 15 anos do que aos 6 anos. Este facto deve-se principalmente aos componentes C e O, que são elevados aos 15 anos. O valor muito elevado do componente C aos 15 anos pode ser explicado pela dieta cariogénica desta população, que abrangeu 76% dos indivíduos. Nesta idade, o consumo de alimentos fora de casa pode explicar o risco cariogénico incorrido. A componente O é muito elevada aos 15 anos. Reflecte um esforço curativo. A componente A é estacionária, o que reflecte o sucesso do esforço curativo já mencionado e o recurso bastante rápido ao dentista na população estudada.

Esta vontade de procurar tratamento numa fase bastante precoce ajuda a evitar as complicações da cárie dentária, que podem levar à extração dos dentes causais (6).

Os dentes centrais superiores são os mais susceptíveis a traumatismos, dada a sua posição na arcada (7). Além disso, a prática de desportos na escola aumenta a probabilidade de quedas sobre os dentes (8).

Nas raparigas, o tamanho limitado das arcadas e provavelmente o uso de uma dieta mole favoreceram o apinhamento dentário. Esta desarmonia dento-maxilar, que não deixa espaço na arcada para os dentes laterais, pode explicar a necessidade de cuidados interceptivos sentida por esta população de jovens (9,10). O sangramento gengival nos rapazes pode ser explicado por uma higiene oral deficiente devido à falta de escovagem (11). Além disso, 70% dos jovens de 15 anos não possuíam escova de dentes.

O aumento da ocorrência de úlceras na boca a partir dos 15 anos pode ser explicado por alterações hormonais nesta idade, ou por uma dieta que favorece estas lesões (12,13). O aspeto hereditário das aftas referido por vários autores explica a maior frequência destas lesões nalgumas regiões mais do que noutras (12,13).

O relatório da OMS de 2003 estimava que o valor do índice CAO aos 12 anos na Tunísia era muito baixo, inferior a 1,2 (5). Em 2004, foi estimado em 1,3 (14). No presente estudo, foi calculado em 2,5, um valor relativamente baixo. Continua a ser mais elevado do que noutros países da Europa Ocidental, como a Dinamarca, a Alemanha e o Reino Unido (0,7) (15) e a França (1,23) (16,15). É inferior ao de países da Europa Oriental, como a Roménia 2,8, a Polónia 3,1 e a Lituânia 3,8 (15). A população estudada tem um índice CAO aos 12 anos comparável a outros países em desenvolvimento como a Costa do Marfim 1,5, Burkina Faso 0,9, Tanzânia 3,8 (17), Brasil (18) 1,3, Nigéria 0,66 (19).

e Moçambique 4,2 (17).

A prevalência da cárie e o índice CAO calculados neste estudo são também comparáveis aos de "Jelma", uma localidade vizinha da delegação de "Sidi Bouzid" (20). Os valores registados na Índia (21) e na Palestina (22) são também muito semelhantes (quadro III). A população estudada tem a prevalência mais baixa. O índice CAO não é o mais baixo, o que significa que a lesão de cárie é mais policariada. Os indivíduos com uma ou duas cáries são raros. Os indicadores de saúde oral em "Cebala" são muito melhores do que os de "Jelma".

CONCLUSÃO

Conclusão:

Este inquérito mostrou um estado de saúde oral da população jovem de "Cebala" que pode ser descrito como aceitável, embora ainda esteja muito longe das metas do FDI 2020 (23). A situação exige uma intervenção para adequar a resposta dos profissionais de saúde oral aos pontos fracos sofridos pela população. É necessário melhorar a cobertura médica na região e intensificar as campanhas de sensibilização para manter os aspetos positivos da situação da saúde oral.

FIGURAS E QUADROS

Legenda

Figura 1: Percentagens relativas da população de acordo com a posse e utilização de escovas de dentes

Figura 2: Distribuição do índice CAD de acordo com a idade

para a população do estudo

Quadro I: Repartição da população estudada de acordo com o consumo diário de alimentos cariogénicos

Quadro II: Índice CAO e seus componentes por idade para a população estudada

Quadro III: Comparações dos índices de prevalência e de CAO entre a Tunísia (Jelma e Cebala), a Índia e a Palestina

Quadro I

	Alimentos cariogénicos consumidos por dia			
	0	1 à 2	3 à 5	6 ou mais
Número de crianças	152	46	45	147
Taxa (%)	038.9	11.8	11.6	037.7

Quadro II

	Idade (ano)		
	6	12	15
Índice CAO	01,16	002,05	004,28
Dente cariado (C)	53	074	221
Dente em falta (A)	**	073	084
Dente preenchido (O)	98	120	252

****: Não calculado**

Quadro III

País ou região	Prevalência		Índice CAO	
	até 12 anos	aos 15 anos	até 12 anos	aos 15 anos
Tunísia (Jelma)	83.3	90	7.2	6.76
Índia	34.3	46.5	0.82	1.26
Palestina	40.57	75.5	5.52	5.23
Tunísia (Cebala)	33	45.9	2.05	4.28

Population (%)
100
99
98
97
96
95
94
93
92
Possession de la brosse à dents
Utilisation de la brosse à dents

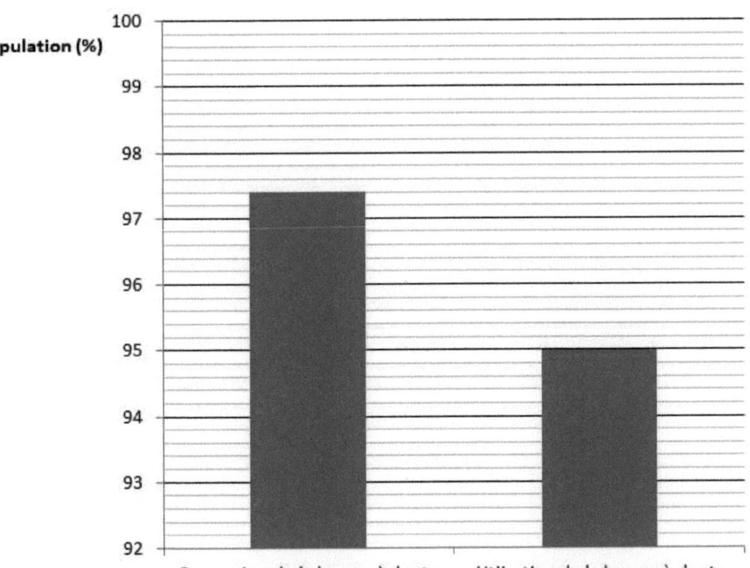

Figure 1

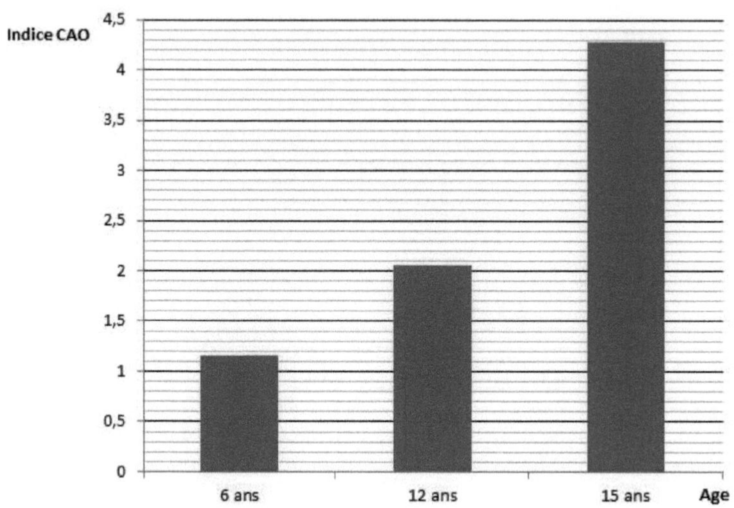

Figure 2

Todos os quadros de pessoal :

género

	Trabalha dores s	Percentage m	Percentagem de validade	Percentagem acumulada
Masculino	180	74.7	75.0	75.0
Válido Feminino	60	24.9	25.0	100.0
Total	240	99.6	100.0	
Sistema Manquan tu em falta	1	.4		
Total	241	100.0		

idade

	Trabalha dores s	Percentage m	Percentagem de validade	Percentagem acumulada
6	81	33.6	33.8	33.8
12	77	32.0	32.1	65.8
Válido 15	82	34.0	34.2	100.0
Total	240	99.6	100.0	
Sistema Manquan tu em falta	1	.4		
Total	241	100.0		

nb_dentes

	Trabalha dores s	Percentage m
Sistema Manquan te em falta	241	100.0

nb_c

	Trabalhadores s	Percentagem	Percentagem de validade	Percentagem acumulada
Válido 0	96	39.8	40.0	40.0
1	53	22.0	22.1	62.1
2	21	8.7	8.8	70.8
3	15	6.2	6.3	77.1
4	2	.8	.8	77.9
5	26	10.8	10.8	88.8
6	2	.8	.8	89.6
7	2	.8	.8	90.4
8	4	1.7	1.7	92.1
9	11	4.6	4.6	96.7
10	3	1.2	1.3	97.9
11	1	.4	.4	98.3
12	3	1.2	1.3	99.6
13	1	.4	.4	100.0
Total	240	99.6	100.0	
Sistema Manquantu em falta	1	.4		
Total	241	100.0		

nb_a

	Trabalha dores s	Percentage m	Percentagem de validade	Percentagem acumulada
0	37	15.4	15.4	15.4
1	6	2.5	2.5	17.9
2	58	24.1	24.2	42.1
3	7	2.9	2.9	45.0
4	6	2.5	2.5	47.5
5	48	19.9	20.0	67.5
Válido 6	19	7.9	7.9	75.4
7	4	1.7	1.7	77.1
8	19	7.9	7.9	85.0
9	33	13.7	13.8	98.8
10	1	.4	.4	99.2
12	2	.8	.8	100.0
Total	240	99.6	100.0	
Sistema Manquan tu em falta	1	.4		
Total	241	100.0		

nb_o

	Trabalha dores s	Percentage m	Percentagem de validade	Percentagem acumulada
0	18	7.5	7.5	7.5
1	28	11.6	11.7	19.2
2	52	21.6	21.7	40.8
3	17	7.1	7.1	47.9
4	25	10.4	10.4	58.3
Válido 5	50	20.7	20.8	79.2
6	24	10.0	10.0	89.2
9	23	9.5	9.6	98.8
10	1	.4	.4	99.2
12	1	.4	.4	99.6
13	1	.4	.4	100.0
Total	240	99.6	100.0	
Sistema Manquan tu em falta	1	.4		
Total	241	100.0		

prótese

	Trabalhadores s	Percentagem	Percentagem de validade	Percentagem acumulada
Válido não	238	98.8	99.2	99.2
sim	2	.8	.8	100.0
Total	240	99.6	100.0	
Em falta Sistema Manquantu	1	.4		
Total	241	100.0		

erosão

	Trabalhadores s	Percentagem	Percentagem de validade	Percentagem acumulada
Válido não	238	98.8	99.2	99.2
sim	2	.8	.8	100.0
Total	240	99.6	100.0	
Em falta Sistema Manquantu	1	.4		
Total	241	100.0		

nb_erosão

	Trabalhadores s	Percentagem	Percentagem de validade	Percentagem acumulada
Válido 0	239	99.2	99.6	99.6
1	1	.4	.4	100.0
Total	240	99.6	100.0	
Em falta Sistema Manquantu	1	.4		
Total	241	100.0		

trauma

	Trabalhadores s	Percentagem	Percentagem de validade	Percentagem acumulada
não	238	98.8	99.2	99.2
Válido sim	2	.8	.8	100.0
Total	240	99.6	100.0	
Sistema Manquantu em falta	1	.4		
Total	241	100.0		

nb_trauma

	Trabalhadores s	Percentagem	Percentagem de validade	Percentagem acumulada
0	238	98.8	99.2	99.2
1	1	.4	.4	99.6
Válido 2	1	.4	.4	100.0
Total	240	99.6	100.0	
Sistema Manquantu em falta	1	.4		
Total	241	100.0		

oral_lesion

	Trabalhadores s	Percentagem	Percentagem de validade	Percentagem acumulada
não	238	98.8	99.2	99.2
Válido ulceração	2	.8	.8	100.0
Total	240	99.6	100.0	
Sistema Manquantu em falta	1	.4		
Total	241	100.0		

local_lesion_b

	Trabalhadores s	Percentagem	Percentagem de validade	Percentagem acumulada
Válido não	238	98.8	99.2	99.2
mucosa oral	2	.8	.8	100.0
Total	240	99.6	100.0	
Sistema Manquantu em falta	1	.4		
Total	241	100.0		

emergência

	Trabalhadores s	Percentagem	Percentagem de validade	Percentagem acumulada
Válido não	236	97.9	98.3	98.3
prevenção	4	1.7	1.7	100.0
Total	240	99.6	100.0	
Sistema Manquantu em falta	1	.4		
Total	241	100.0		

paro_cs

	Trabalhadores s	Percentagem	Percentagem de validade	Percentagem acumulada
Válido saudável	237	98.3	98.8	98.8
sangramento	3	1.2	1.3	100.0
Total	240	99.6	100.0	
Sistema Manquantu em falta	1	.4		
Total	241	100.0		

paro_ci

	Trabalhadores s	Percentagem	Percentagem de validade	Percentagem acumulada
saudável	236	97.9	98.3	98.3
Válido sangramento	4	1.7	1.7	100.0
Total	240	99.6	100.0	
Sistema Manquantu em falta	1	.4		
Total	241	100.0		

paro_ds

	Trabalhadores s	Percentagem	Percentagem de validade	Percentagem acumulada
saudável	239	99.2	99.6	99.6
Válido sangramento	1	.4	.4	100.0
Total	240	99.6	100.0	
Sistema Manquantu em falta	1	.4		
Total	241	100.0		

paro_di

	Trabalhadores s	Percentagem	Percentagem de validade	Percentagem acumulada
saudável	239	99.2	99.6	99.6
Válido sangramento	1	.4	.4	100.0
Total	240	99.6	100.0	
Sistema Manquantu em falta	1	.4		
Total	241	100.0		

paro_gs

	Trabalhadores s	Percentagem	Percentagem de validade	Percentagem acumulada
saudável	239	99.2	99.6	99.6
Válido sangramento	1	.4	.4	100.0
Total	240	99.6	100.0	
Sistema Manquantu em falta	1	.4		
Total	241	100.0		

paro_gi

	Trabalhadores s	Percentagem	Percentagem de validade	Percentagem acumulada
saudável	237	98.3	98.8	98.8
Válido sangramento	3	1.2	1.3	100.0
Total	240	99.6	100.0	
Sistema Manquantu em falta	1	.4		
Total	241	100.0		

local_de_habitação

	Trabalhadores s	Percentagem	Percentagem de validade	Percentagem acumulada
urbano	120	49.8	50.0	50.0
Válido rural	120	49.8	50.0	100.0
Total	240	99.6	100.0	
Sistema Manquantu em falta	1	.4		
Total	241	100.0		

açúcar

	Trabalhadores s	Percentagem	Percentagem de validade	Percentagem acumulada
não comer alimentos açucarados	74	30.7	30.8	30.8
1 a 2 vezes por dia	58	24.1	24.2	55.0
Válido 3 a 5 vezes por dia	67	27.8	27.9	82.9
mais de 6 vezes por dia	41	17.0	17.1	100.0
Total	240	99.6	100.0	
Sistema Manquan tu em falta	1	.4		
Total	241	100.0		

escova_de_posse

	Trabalhadores s	Percentagem	Percentagem de validade	Percentagem acumulada
não	13	5.4	5.4	5.4
Válido sim	227	94.2	94.6	100.0
Total	240	99.6	100.0	
Sistema Manquan tu em falta	1	.4		
Total	241	100.0		

nb_brush

	Trabalhadores s	Percentagem	Percentagem de validade	Percentagem acumulada
não utilizado uma vez por dia	44	18.3	18.3	18.3
Válido duas vezes por dia	93	38.6	38.8	57.1
três vezes por dia ou mais Total	22	9.1	9.2	66.3
Sistema em falta te	81	33.6	33.8	100.0
Total	240	99.6	100.0	
	1	.4		
	241	100.0		

Todos os histogramas do pessoal

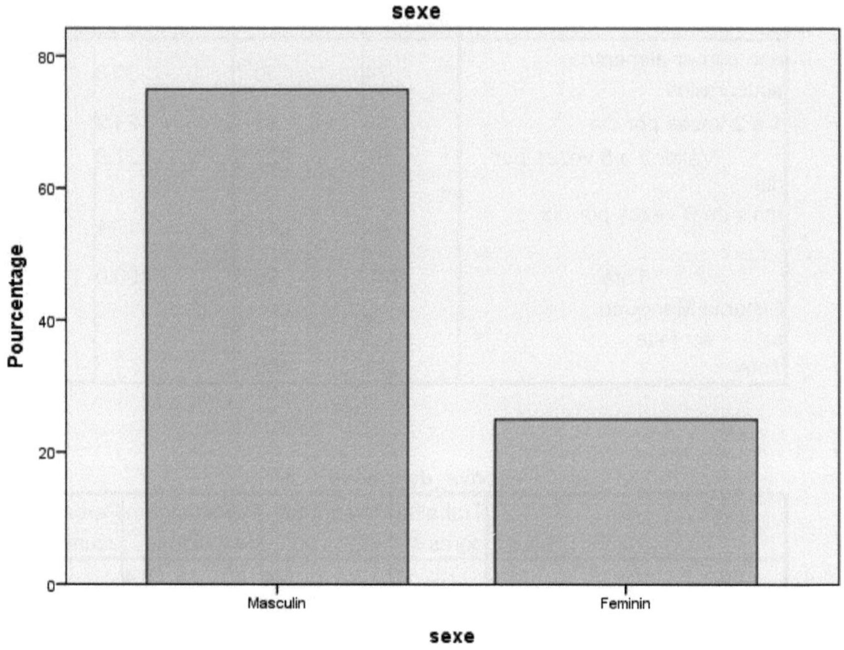

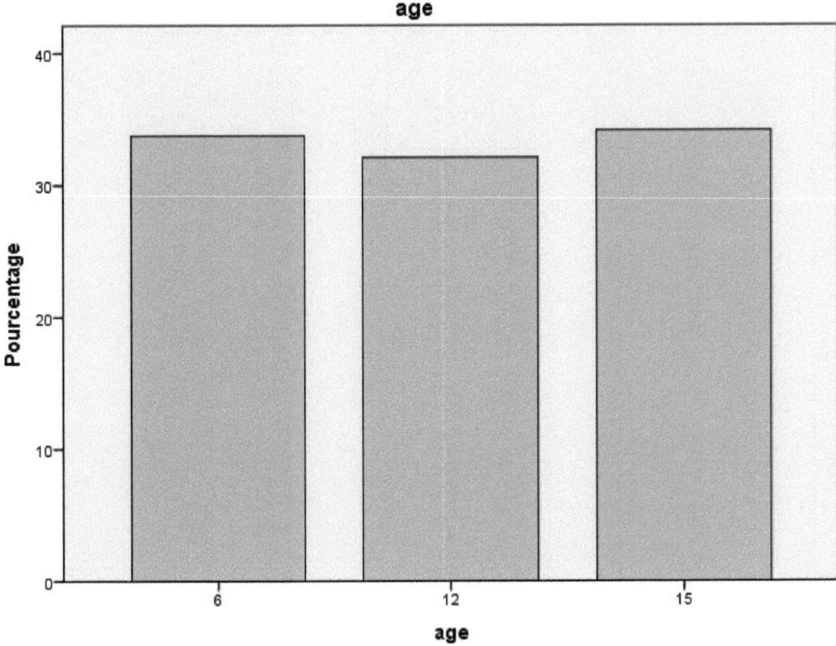

age
Pourcentage
40
30
20
10
0
6
12
15
age

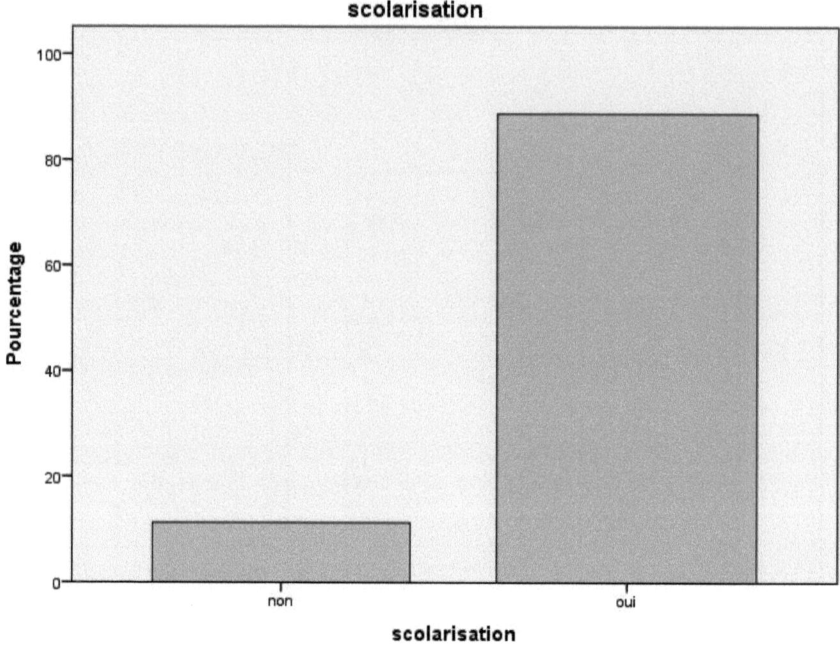

scolarisation
Pourcentage
100
80
60
40
20
0
non
oui
scolarisation

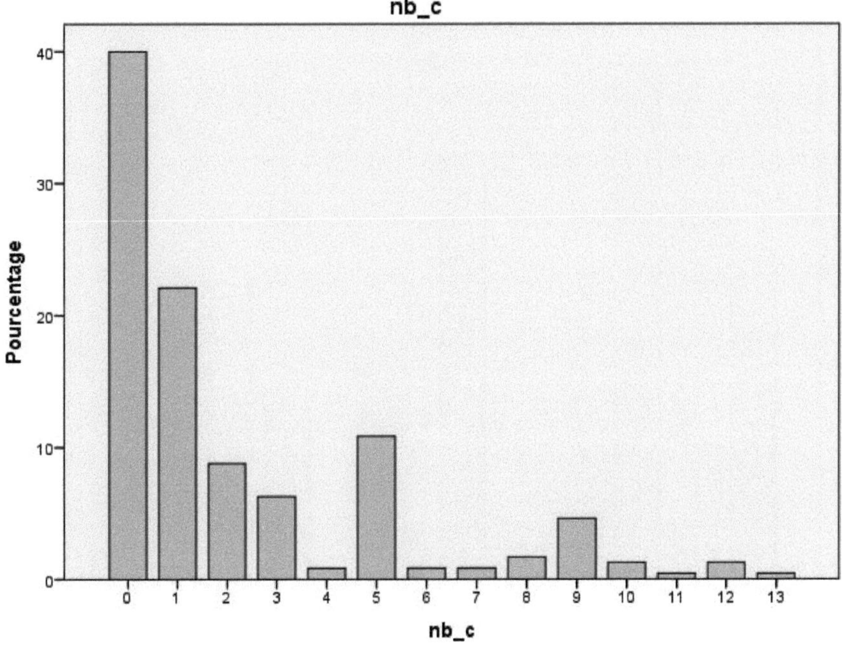

nb_c
Pourcentage
40
30
20
10
0
0 1 2 3 4 5 6 7 8 9 10 11 12 13
nb_c

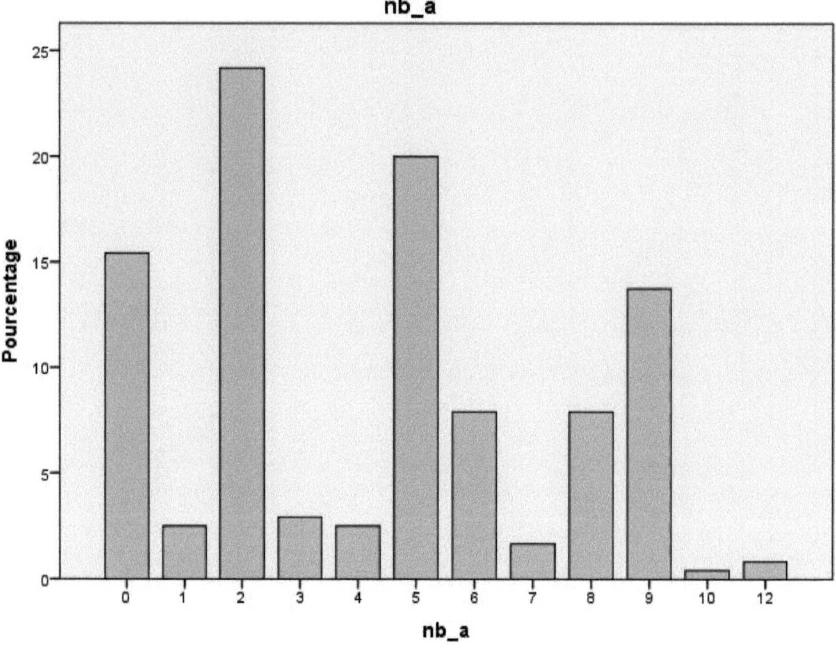

nb_a
Pourcentage
25
20
15
10
5
0
0 1 2 3 4 5 6 7 8 9 10 12
nb_a

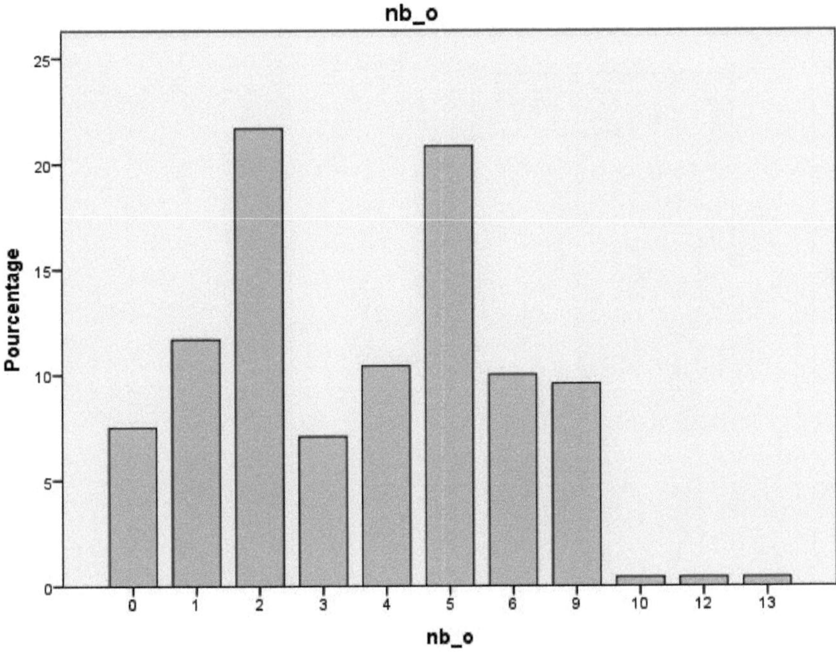
nb_o
Pourcentage
25
20
15
10
5
0
0 1 2 3 4 5 6 9 10 12 13
nb_o

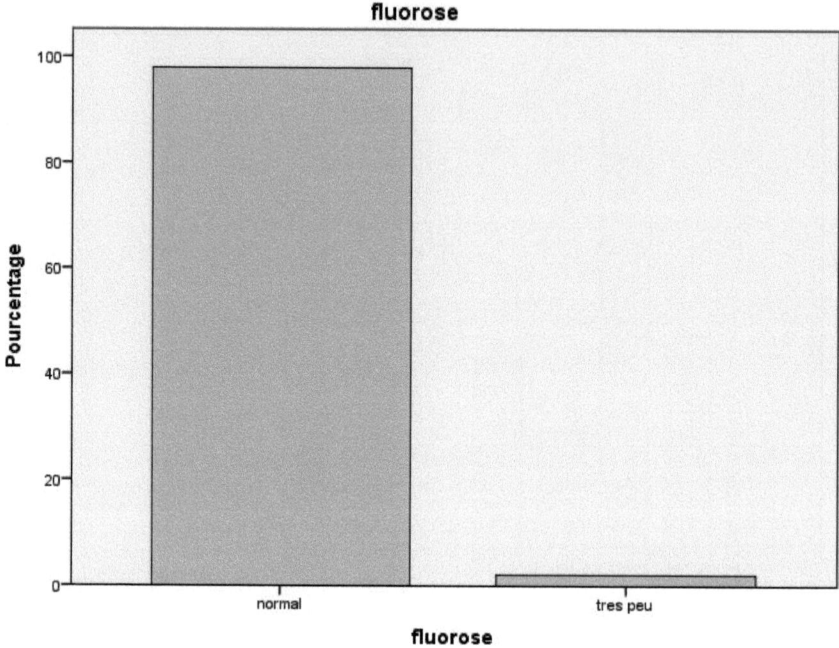

fluorose
Pourcentage
100
80
60
40
20
0
normal
tres peu
fluorose

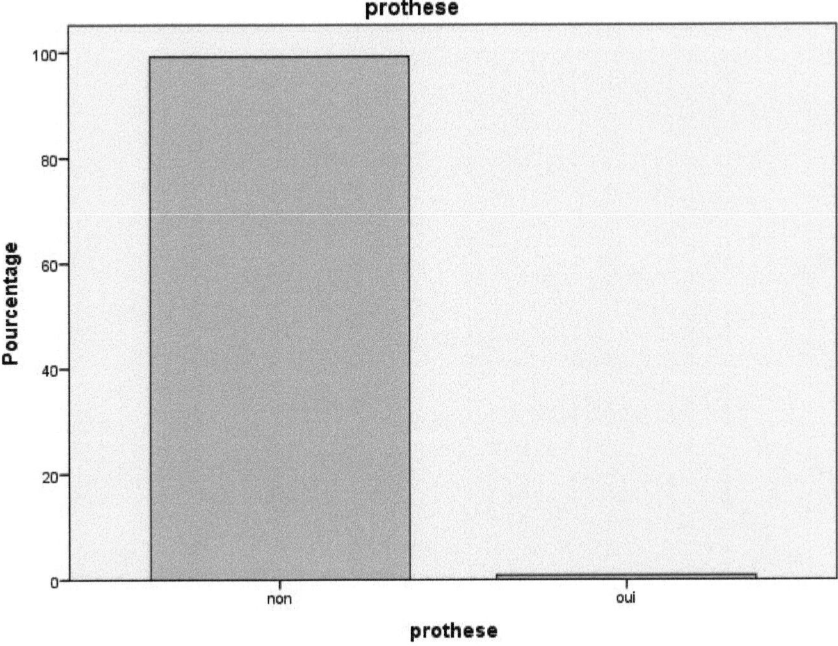

prothese
Pourcentage
100
80
60
40
20
0
non
oui
prothese

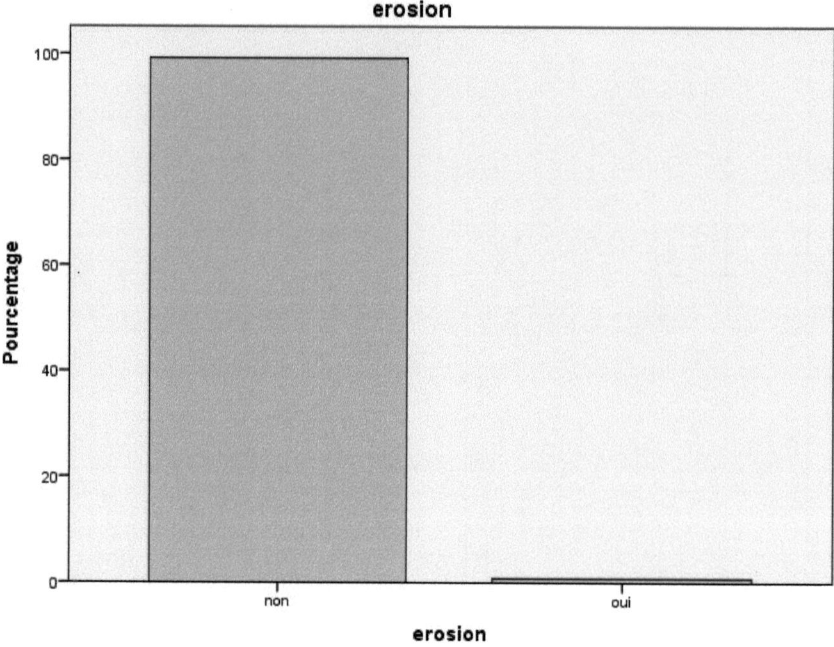
erosion
Pourcentage
100
80
60
40
20
0
non
oui
erosion

nb_erosion

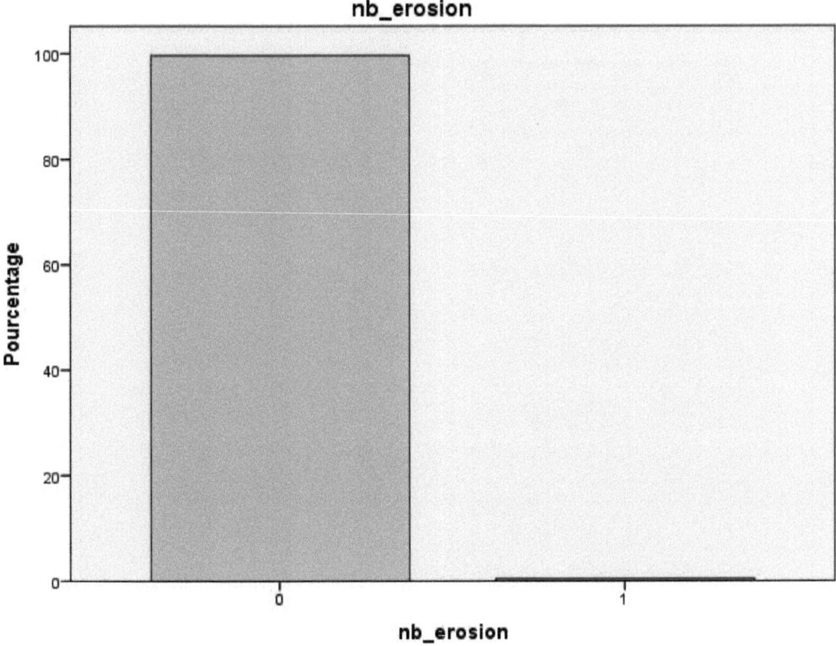

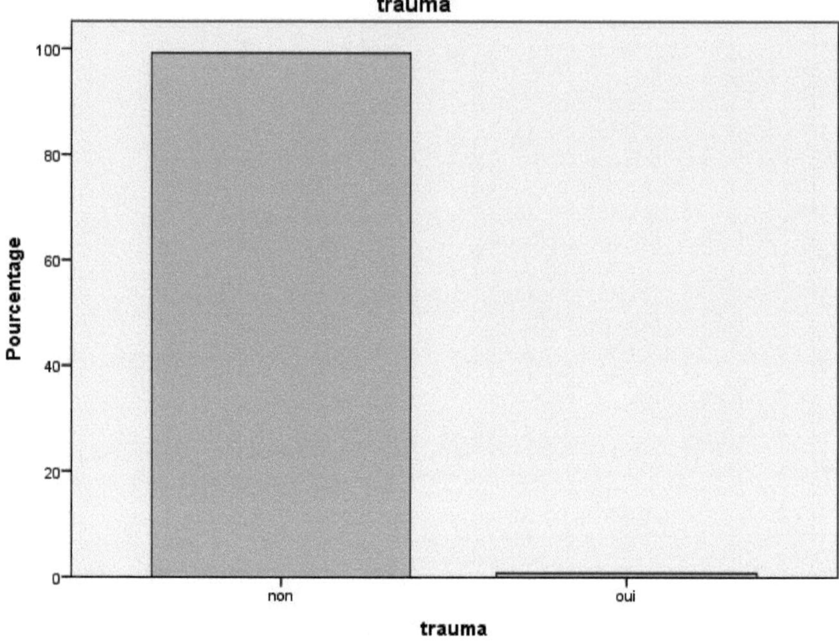
trauma
Pourcentage
100
80
60
40
20
0
non
oui
trauma

nb_trauma

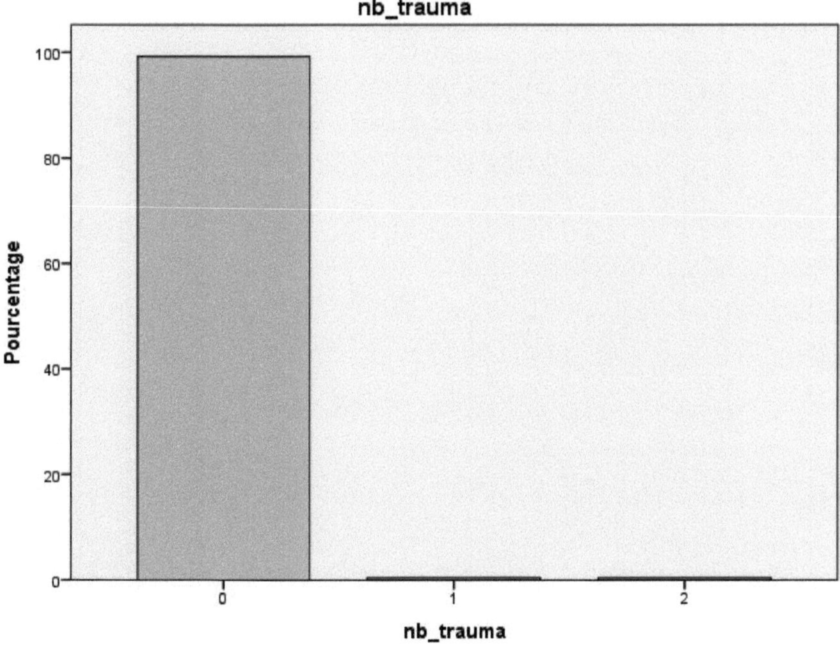

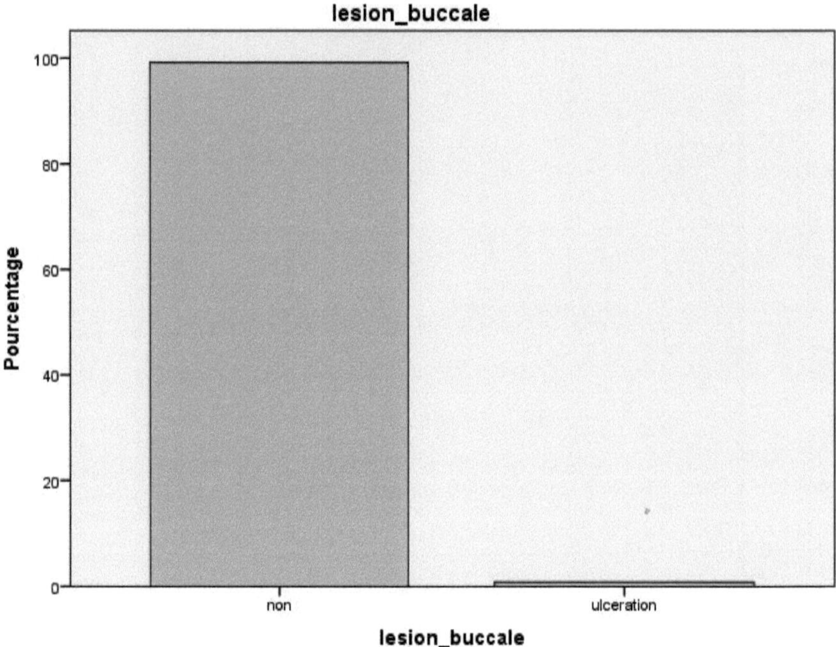

lesion_buccale
Pourcentage
100
80
60
40
20
0
non
ulceration
lesion_buccale

local_lesion_b

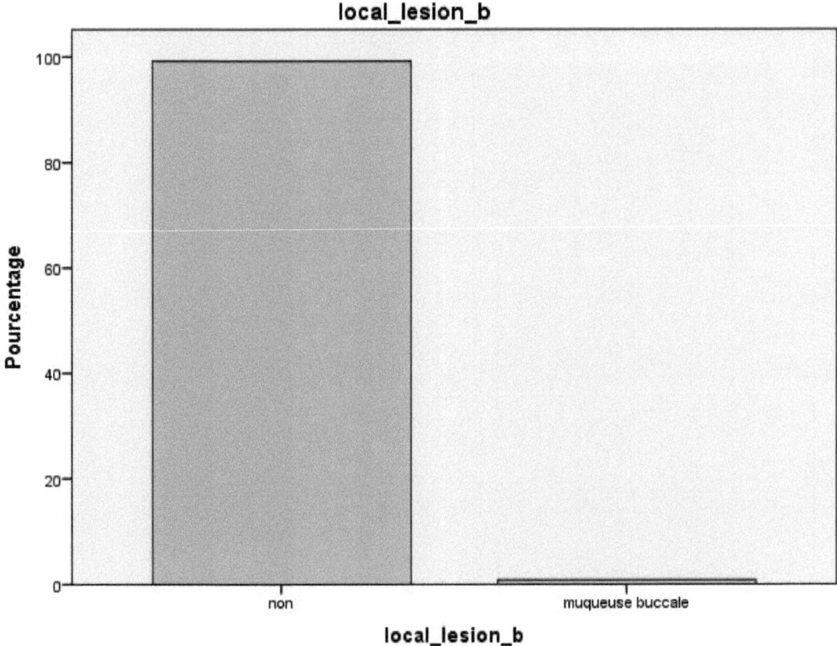

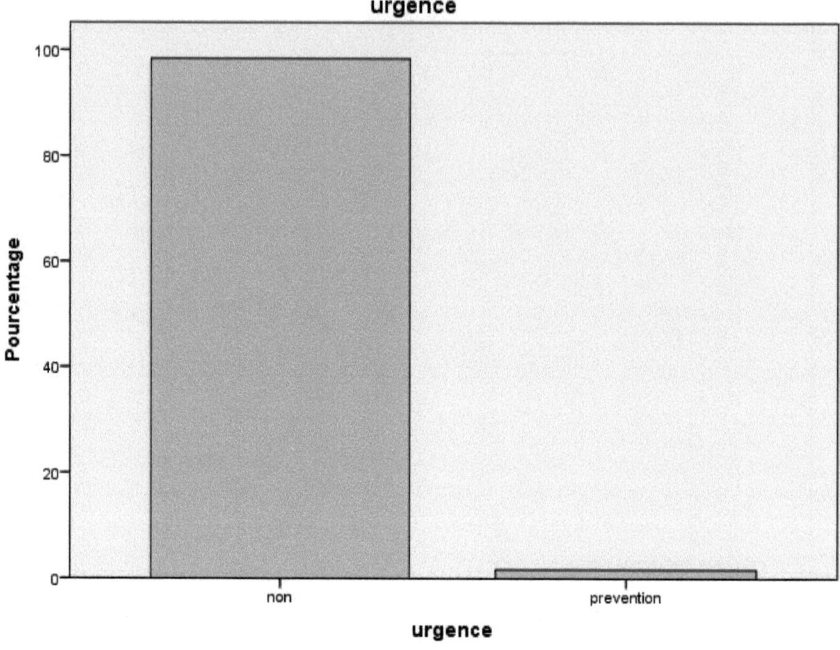
urgence
100
80
60
40
20
0
Pourcentage
non
prevention
urgence

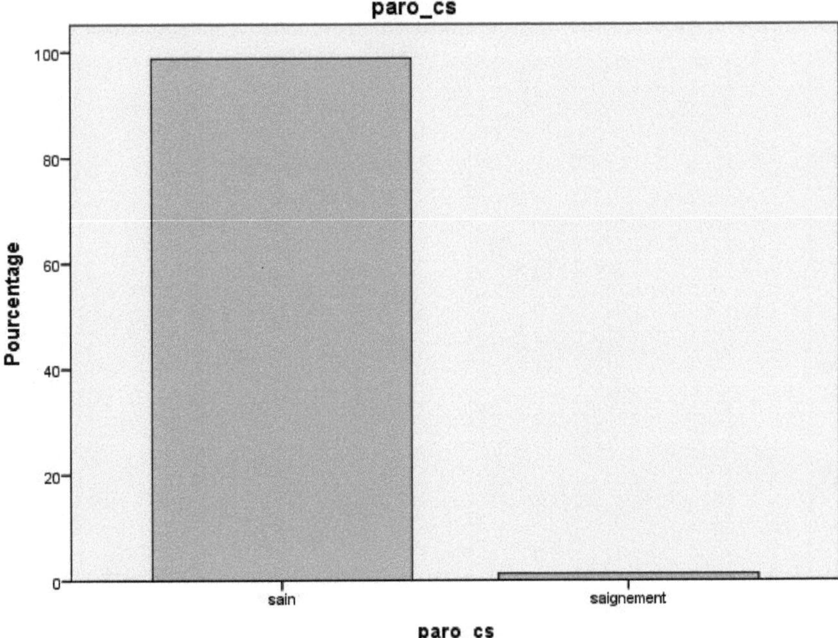

paro_cs
Pourcentage
100
80
60
40
20
0
sain
saignement
paro_cs

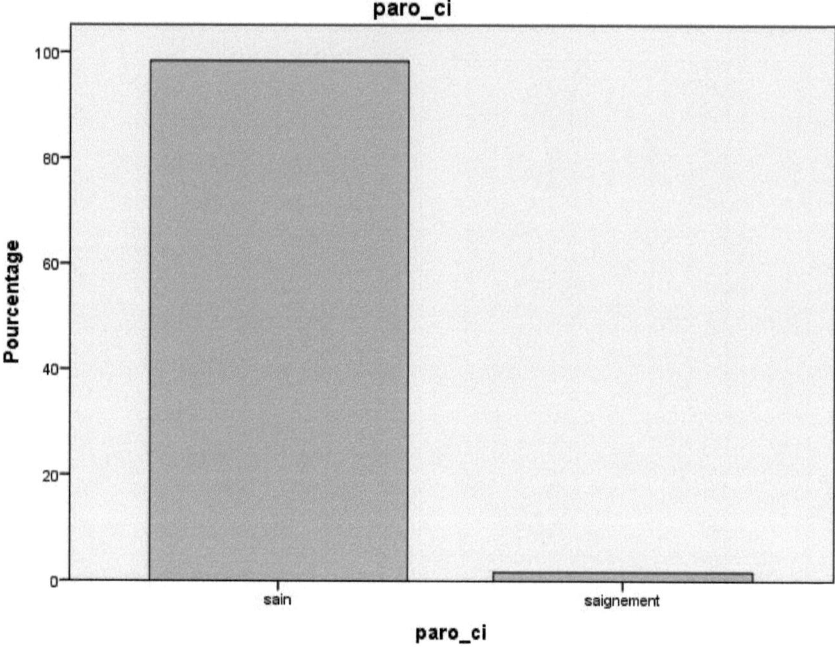

paro_ci
Pourcentage
100
80
60
40
20
0
sain
saignement
paro_ci

paro_ds

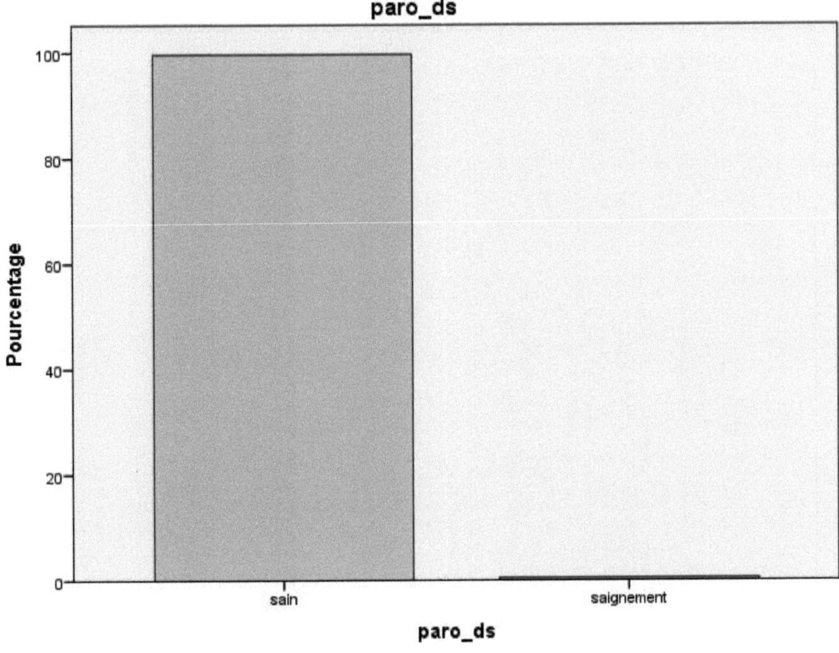

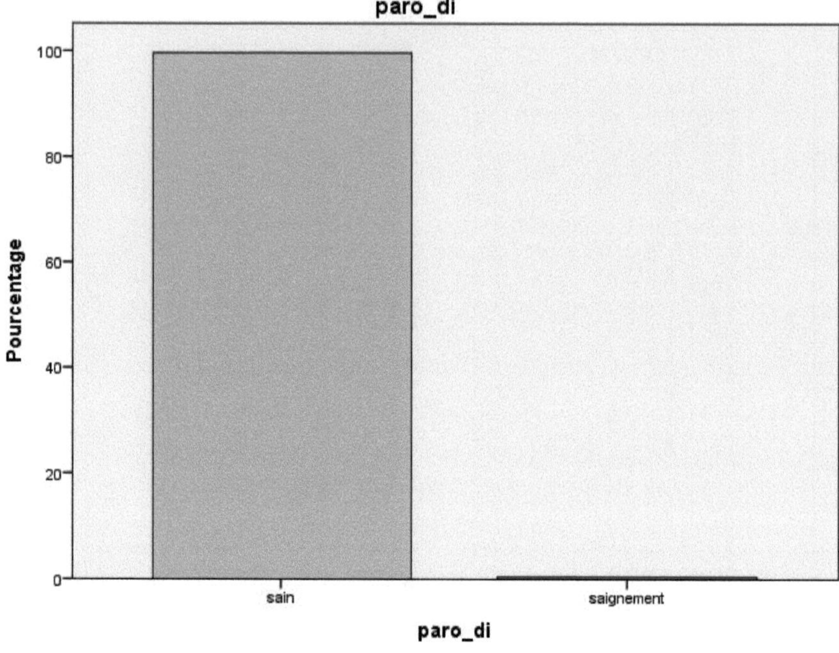paro_di
Pourcentage
100
80
60
40
20
0
sain
saignement
paro_di

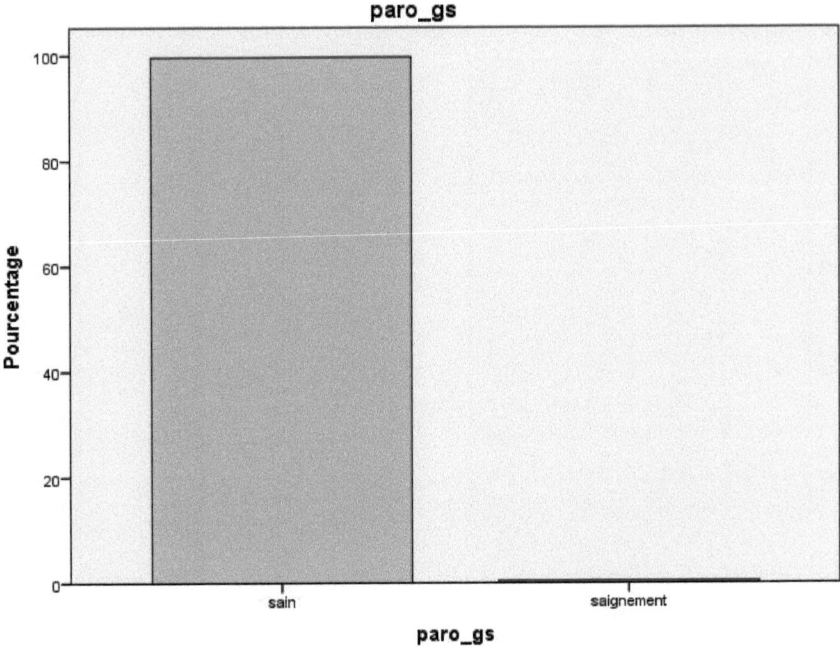

paro_gs
Pourcentage
100
80
60
40
20
0
sain
saignement
paro_gs

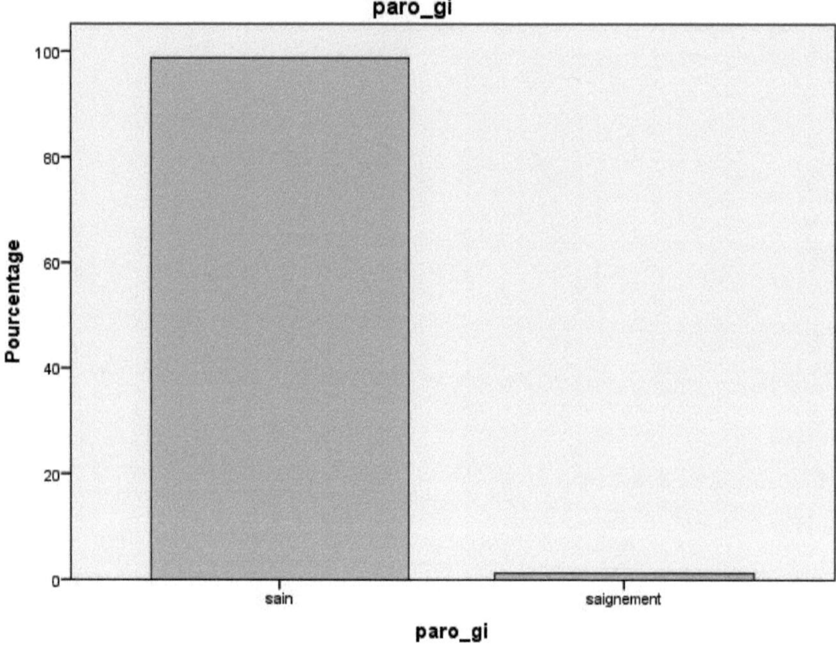

paro_gi
Pourcentage
100
80
60
40
20
0
sain
saignement
paro_gi

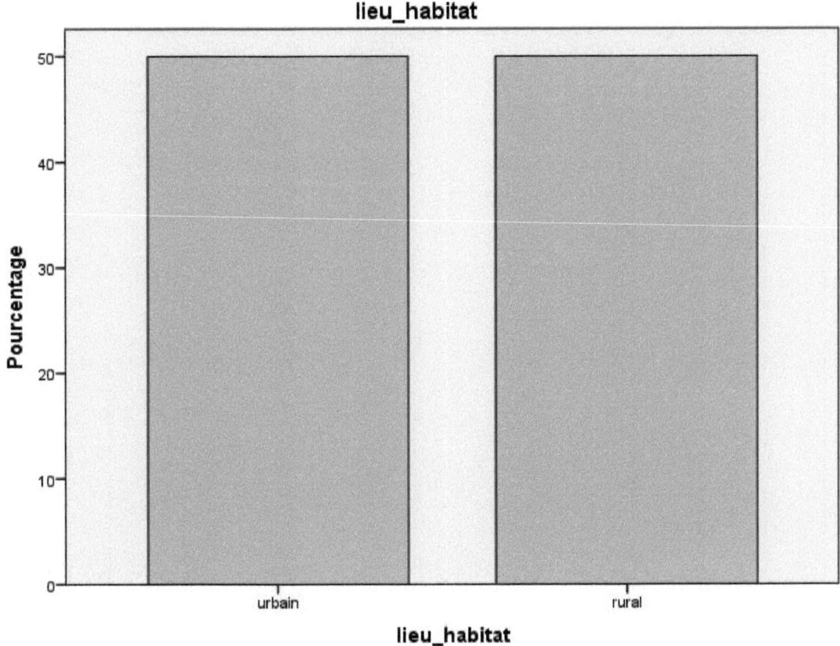

lieu_habitat
Pourcentage
50
40
30
20
10
0
urbain
rural
lieu_habitat

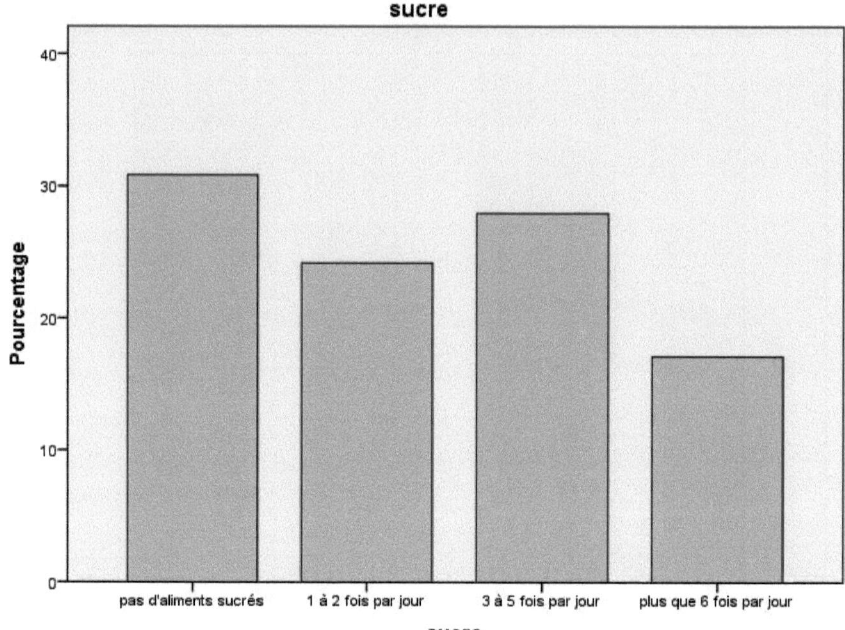

sucre
Pourcentage
40
30
20
10
0
pas d'aliments sucrés
1 à 2 fois par jour
3 à 5 fois par jour
plus que 6 fois par jour
sucre

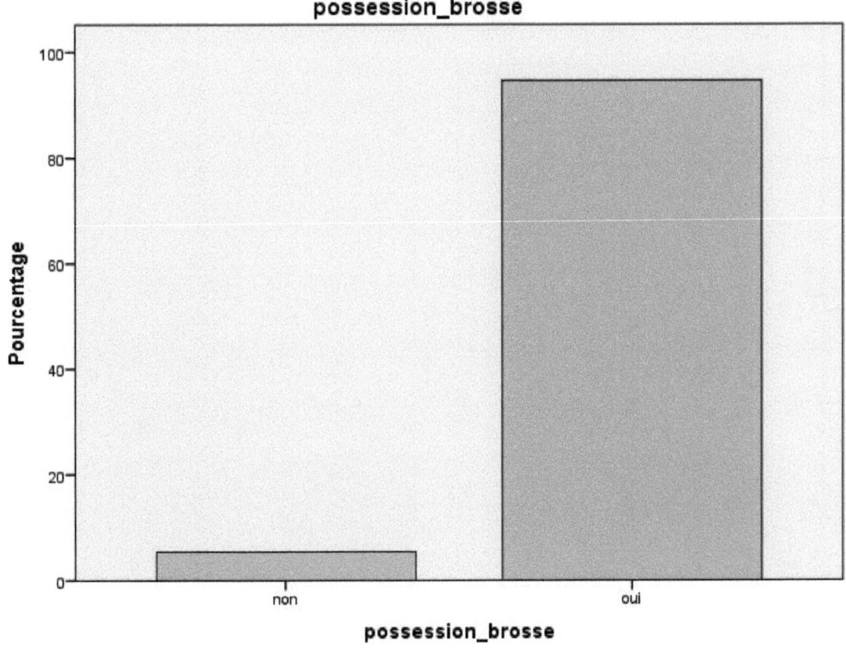

possession_brosse
Pourcentage
100
80
60
40
20
0
non
oui
possession_brosse

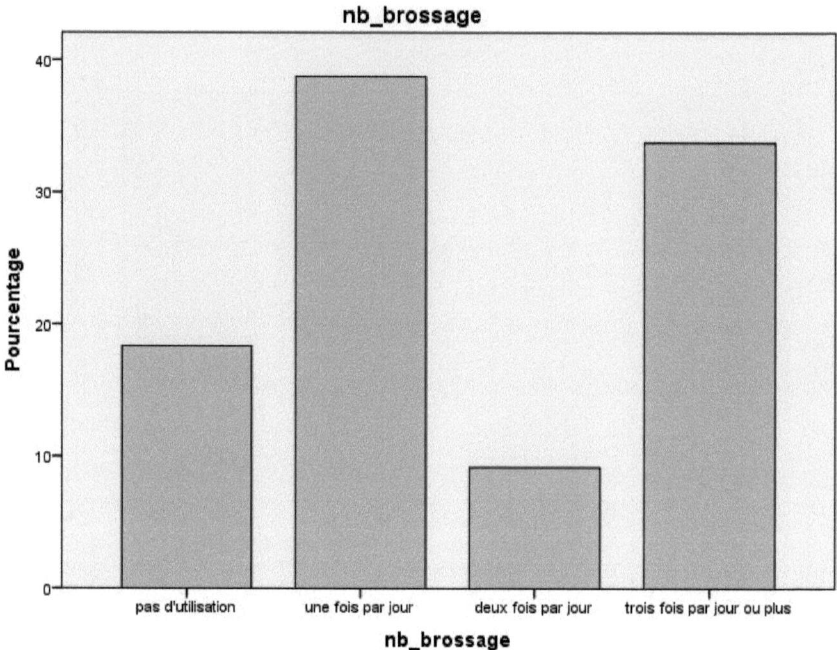

nb_brossage
Pourcentage
40
30
20
10
0
pas d'utilisation
une fois par jour
deux fois par jour
trois fois par jour ou plus
nb_brossage

REFERÊNCIAS

Referências

1.   Organização Mundial de Saúde.
Oral Health Surveys Basic Methods. 5ª Edição. Genebra: OMS; 2013.

2.   Instituto Nacional de Estatística.
Sidi Bouzid através do Recenseamento Geral da População e da Habitação de 2014.
Túnis: INS; 2016.

3.   Lussi A, Schaffner M.
Diagnóstico e tratamento da cárie. Forum Med Suisse 2002;8:166-70.

4.   Bouacida K, Kammoun D.
Avaliação do estado da saúde oral nos subúrbios do sul de Sfax (Tunísia).
Informação do Sindicato Tunisino dos Médicos Dentistas de Prática Livre ISD 2014;38:34-9.

5.   Petersen PE.
Relatório Mundial sobre Saúde Oral 2003. Genebra: OMS; 2003.

6.   Organização Mundial de Saúde.
Promoção da saúde oral em África. Genebra: OMS; 2016.

7.   Bakland LK.
Directrizes sobre traumatismo dentário. Revisão. J Endod 2013;39(3 Suppl):S6-8.

8.   Correa MB, Schuch HS, Collares K, Torriani DD, Hallal PC, Demarco FF.
Levantamento sobre a ocorrência de traumatismos dentários e estratégias preventivas entre jogadores de futebol profissional brasileiros.
J Appl Oral Sci 2010;18:572-6.

9.   Limme M.
Hábitos alimentares e crescimento das arcadas dentárias. Rev Orthop

Dentofac 2002;36:289-309.

10.   Breton-Torres I, Frapier L, Torres JH.

Fase bucal da deglutição salivar. Fisiologia e princípios de reabilitação.

CEM - Estomatologia 2012 [Artigo 22-008-A-20].

11.   Agência Nacional de Acreditação e Avaliação em Saúde (ANAES).

Doença periodontal: diagnóstico e tratamento.

Paris: ANAES; 2002.

12.   Jurge S, Kuffer R, Scully C, Porter SR.

Série de doenças das mucosas. Número VI. Estomatite aftosa recorrente.

Oral Dis 2006;12:1-21.

13.   Scully C, Gorsky M, Lozada-Nur F.

O diagnóstico e o tratamento da somatização aftosa recorrente: uma

abordagem consensual.

J Am Dent Assoc 2003;134:200-7.

14.   Abid A.

Saúde oral na Tunísia.

Int Dent J 2004;54:389-94.

15.   Patel R.

O estado da saúde oral na Europa. Relatório encomendado pela Plataforma

para uma Melhor Saúde Oral na Europa. setembro de 2012. [Em linha].

[Acedido em 15/10/2017], Disponível em URL:

http://www.oralhealthplatform.eu/wp- content/uploads/2015/09/Report-

the-State-of-Oral-Health-in- Europe.pdf

16.   Hescot P, Roland E.

La santé bucco-dentaire des enfants de 6 et 12 ans en France, en 2006.

Paris: UFSBD; 2006.

17.   Koko J, Ategbo S, Ateba Ngoa U, Moussavou A.

Estudo epidemiológico da cárie dentária nas escolas de Libreville, Gabão.

Clin Mother Child Health 2009;6:1065-73.

18.	Fernandes ML, Kawachi I, Corrêa-Faria P, Pattusi MP, Paiva SM, Pordeus IA.

Prevalência de cáries e impacto na qualidade de vida relacionada com a saúde oral em crianças com doença falciforme: estudo transversal.

BMC Oral Health 2015;15:68.

19.	Braimoh OB, Umanah AU, Ilochonwu NA.

Distribuição de cáries, prevalência e necessidades de tratamento entre estudantes do ensino secundário com 12-15 anos de idade em Port Harcourt, Estado de Rivers, Nigéria.

J Dent Surg 2014;2014:483760.

20.	Bouacida K, Kammoun D.

Estudo descritivo do estado de saúde oral dos jovens residentes em "Jelma" (Tunísia).

Revue Méditerranéenne d'Odonto-Stomatologie 2016;3:232-6.

21.	Goel R, Vedi A, Veeresha KL, Sogi GM, Gambhir RS.

Práticas de higiene oral e prevalência de cáries dentárias entre alunos de 12 e 15 anos em Ambala, Haryana - Um estudo transversal.

J Clin Exp Dent 2015;7:e374-9.

22.	Mahfouz M, Abu Esaid A.

Prevalência de cárie dentária entre crianças palestinianas de 12-15 anos de idade. Int Sch Res Notices 2014;2014:785404.

23.	FDI Federação Dentária Mundial.

FDI Vision 2020: Um olhar sobre o futuro da saúde oral.

Genebra: FDI; 2012.

Resumo

Objetivo: Descrever o estado de saúde oral d e uma população infantil Tunísia.

Material e métodos: Uma amostra de jovens dos habitantes de "Cebala"

A população do estudo era constituída por todos os jovens com 6, 12 e 15 anos de idade. O estudo teve a duração de cinco meses (janeiro de 2019-maio de 2019), tendo sido adotado o método de amostragem por conglomerado estratificado. Os dados sobre o estado de saúde oral foram recolhidos por um único examinador, utilizando o formulário de inquérito proposto pela OMS.

Resultados: A amostra do estudo foi constituída por 390 indivíduos e a prevalência global de cárie dentária foi de 38,9%. O índice CAD global foi de 2,5. O estado de saúde oral foi significativamente influenciado por: traumatismo dentário ($p < 0,05$), género ($p < 0,05$) e úlceras bucais ($p < 0,05$).

Conclusão: O estado de saúde oral da população estudada é aceitável, mas devemos manter-nos vigilantes.

Palavras-chave: Saúde dentária, crianças, Tunísia

Resumo

Objetivo: Descrever o estado de saúde oral de uma população infantil tunisina.

Métodos: uma amostra de jovens residentes de "Cebala" com todos os jovens de 6, 12 e

15 constituíram a população do estudo. O estudo estendeu-se por cinco meses (janeiro de 2019 - maio de 2019). Foi adotado o método de amostragem por conglomerado estratificado. Os dados sobre o estado de saúde oral foram recolhidos por um examinador de acordo com a folha de inquérito proposta pela OMS. **Resultados**: A população do estudo incluiu 390 indivíduos. A prevalência de cárie foi de 38,9%. O índice DMF foi classificado em 2,5. O estado de saúde oral foi significativamente influenciado pelo traumatismo dentário (p

<0,05), género (p <0,05) e aftas (p <0,05). **Conclusão**: A saúde oral da população estudada é aceitável, mas devemos manter-nos vigilantes.

Palavras-chave: saúde dentária, criança, Tunísia

Índice

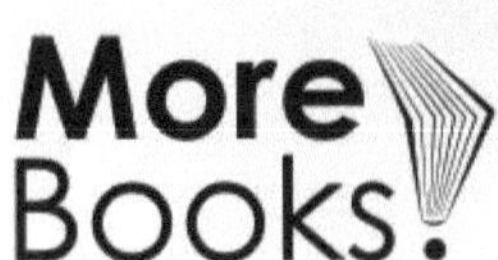

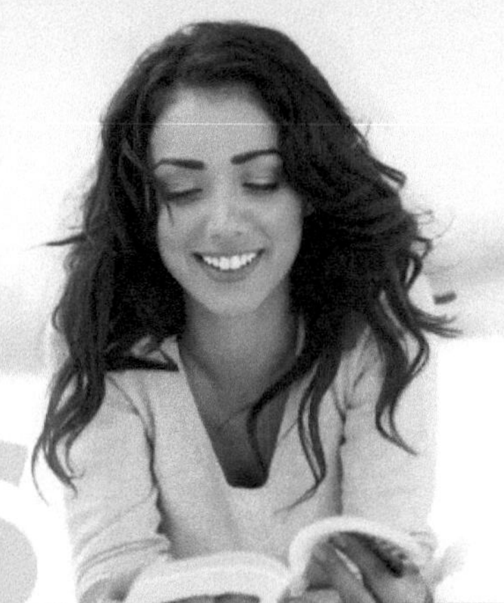

yes
I want morebooks!

Buy your books fast and straightforward online - at one of world's fastest growing online book stores! Environmentally sound due to Print-on-Demand technologies.

Buy your books online at
www.morebooks.shop

Compre os seus livros mais rápido e diretamente na internet, em uma das livrarias on-line com o maior crescimento no mundo! Produção que protege o meio ambiente através das tecnologias de impressão sob demanda.

Compre os seus livros on-line em
www.morebooks.shop

info@omniscriptum.com
www.omniscriptum.com

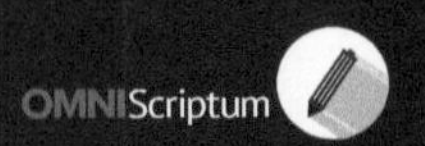